Dr.松谷が教える 「ノルディックウォーキング」でダイエット

著

松谷之義
中谷敏昭

はじめに

　ノルディックウォーキングは、2本のポールを手に持って歩くウォーキング運動です。もともとはクロスカントリー選手の夏場のトレーニングとして、1930年頃から北欧で始められました。日本に入ってきたのは1990年あたりのことですが、紹介されるやトレンド感度の高い人々の間で話題になりました。その運動効果の高さや、スポーツとしての楽しさ、トレーニングとしての優れた効果は、多くの専門家やアスリートたちが認めるところになりました。

　一部の人々の間で静かなブームとして始まった日本の"ノルディックウォーキング人気"は、今や凄まじい勢いで一般の人々にも広がっています。最近では、しばしば街中でもポールを持って歩いている人たちを見かけるようになりました。

　健康やダイエットのためにウォーキングをしている人も多いと思いますが、せっかく同じ距離を歩くなら、絶対にノルディックウォーキングのほうがお勧めです。身近な場所で行えて、バランスのとれた美しいカラダづくりができるからです。

　特にスポーツ経験のない初心者や、「激しい運動は苦手」という人、「筋肉は鍛えたいけどムキムキにはなりたくない」と

いう女性等にも歩き方、ポールを選べばそれなりの成果が得られます。

　ノルディックウォーキングには、一般的に以下のような優れた点があると言われています。

　　＊少ない用具で、誰でも気軽に始められる
　　＊複雑なテクニックは必要なく、誰でもマスターできる
　　＊全身の90％の筋肉が効率的に鍛えられる
　　＊ポールを使うことで、足腰への負担が軽減でき、転倒予防など安全性が高い
　　＊ポールの突く位置や歩幅を変えることで、運動強度が変えられる
　　＊特別な場所でなくても、どこでもできる
　　＊一人でも仲間とでも楽しめる、etc.

　誰でも簡単に楽しめるノルディックウォーキングを、あなたも今日から始めてみませんか？　そして、健康で美しく毎日を謳歌していただけたらと思います。
　今回は特にダイエット効果を高める方法を伝授しましょう。

3

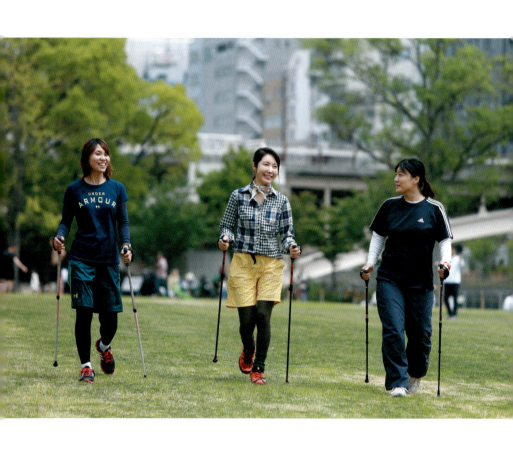

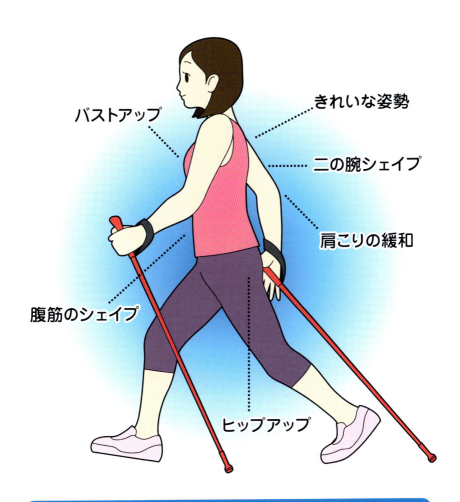

CONTENTS

はじめに ……………………………………………………………………………………… 2

第1章 「ノルディックウォーキング」とは …………………… 9

❶ クロスカントリーの国・フィンランドで生まれた
ウォーキング …………………………………………………………………… 10

❷ ノルディックウォーキングは全身を効率よく鍛える
"究極のスポーツ" だった！ …………………………………………… 12

❸ 若い世代にこそオススメしたい理由とは？ ……………… 15

❹ 日本でもノルディックウォーキングがブームの兆し ………… 20

第2章 ノルディックウォーキングを始めよう ………… 27

❶ まずは用具を揃えよう ……………………………………………… 28

❷ 歩く動作を確認しよう ……………………………………………… 38

❸ ポールの使い方をマスターしよう ……………………………… 42

❹ 実際にノルディックウォーキングで歩いてみよう ………… 47

❺ 目的に応じたノルディックウォーキングの歩き方 ………… 52

第3章 ノルディックウォーキングで美しくなろう … 57

❶ ノルディックウォーキングの優れたダイエット効果 ………… 58

❷ 安全で効果的なエクササイズのポイント ……………………… 60

❸ 運動の前と後にかならずストレッチ …… 62

❹ プルプル二の腕の解消 …… 66

❺ 形よく張りのあるバストに …… 68

❻ 背中のムダ肉スッキリ …… 70

❼ ウエストのくびれシェイプ …… 72

❽ ヒップアップ …… 74

❾ すらり健康美脚 …… 76

第4章 ノルディックウォーキングで健康になろう …… 79

❶ 脂肪燃焼でメタボ予防 …… 80

❷ しっかり歩いてロコモ予防 …… 83

❸ 外での運動で気分爽快&ストレス解消 …… 86

❹ 血の巡り促進で未病を改善 …… 89

❺ 元気に歩けば脳も元気に …… 91

❻ 体内時計が整って快眠・快食・快便 …… 93

第5章 伸縮ポール（M'sダイエットポール）の ダイエット効果が証明される …… 97

おわりに 「Anybody Anywhere Anytime」を合言葉に …… 106

8

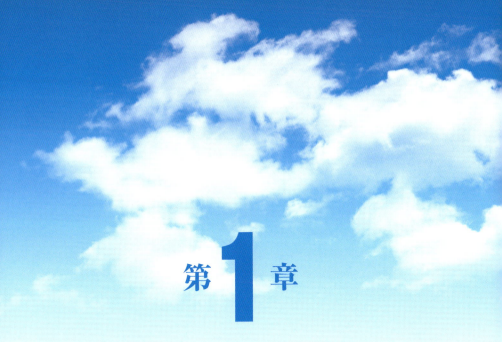

第1章
「ノルディックウォーキング」とは

1

クロスカントリーの国・フィンランドで生まれたウォーキング

「ノルディック」という名前から想像がつくかもしれませんが、ノルディックウォーキングの発祥の地は、北欧フィンランドです。フィンランドでは冬場のスポーツとしてクロスカントリーが人気で、老若男女問わず多くの人々に親しまれています。

起源は「いつ」とはっきりは分かりませんが、1930年頃には、クロスカントリー・スキーの選手たちが雪のないオフシーズンの体力維持・強化のトレーニングとして始めていたといわれています。

当初はクロスカントリー用の長いストックが使われていて、かなりハードなトレーニングだったようですが、徐々に短く改良され、一般の人々にも使いやすくなりました。

フィンランドでは1980年頃に一般の人々にも紹介され、あっという間に"誰でもできる運動レクリエーション"として普及しました。知り合いのフィンランド人に聞いたところでは、近所のスーパーマーケットに行くときにも、小さいリュックを背負ってポールを手に歩いて行く人もいるほど、地元では馴染み深いスポーツになっているようです。

ノルディックウォーキング人気は、やがてドイツ、オーストリアなどヨーロッパを中心に広がっていき、現在ではアメリカにもたくさんの愛好者がいます。世界で最も競技人口が伸びているスポーツといわれていて、競技人口は700万人を超えていると推定されています。

　ちなみに、「ノルディックウォーキング」という名前がついたのは、1997年のことです。

　ノルディックウォーキングの最大の魅力は、季節や場所を問わずにでき、ポールを突いて歩くだけと簡単で、しかも安全・確実にエクササイズ効果を実感できる点です。専用のポールを使用してのウォーキングは、効果的な有酸素運動として、下半身だけでなく腕、上半身の筋肉などの全身を使うエクササイズになります。

　年齢や体力を問わずに取り組めて、全身の筋肉を使えるスポーツであるノルディックウォーキングは、バランスのいいカラダづくりにピッタリなのです。

　さらにこの度、より有酸素運動効果とダイエット効果の高い伸縮ポールを考案しましたのでその成果を紹介しましょう。

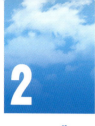

2

ノルディックウォーキングは全身を効率よく鍛える"究極のスポーツ"だった！

　ノルディックウォーキングの運動は、効果的な有酸素運動といわれています。

　全身の筋肉の90％以上を使います。脈拍は150/分ぐらいにまで上がることもあります。エネルギー消費量は普通のウォーキングに比べ、平均21％上昇するともいわれています。

　これらのことは、天理大学体育学部の中谷敏昭教授とで検証した実験結果からも確かです。

　普通のウォーキングでは、ほとんど下半身の筋肉のみが使われますが、ポールを使って歩くノルディックウォーキングでは上半身の筋肉も使われます。特に、二の腕の筋肉（上腕三頭筋）は、普通のウォーキングに比べて587％も活動が増えます。たるみがちな二の腕の引きしめ効果が期待できます。

　肩から背中にかけての筋肉（僧帽筋）は125％増加します。肩こりや背中のぜい肉が気になる人、猫背の人などには効果的です。

　一方、下半身の筋肉は普通のウォーキングよりも負荷が軽く

なります。太ももの前側の筋肉（大腿四頭筋）は74％活動が低下します。すねの筋肉（前脛骨筋）は95％、ふくらはぎの筋肉（ヒラメ筋）は92％に低下します。これによって、筋肉が付きすぎないスラリとした美脚が叶います。

　また、お尻から太ももの裏側の筋肉（ハムストリングス）は146％に増えます。ハムストリングスを鍛えると、ヒップアップ効果があります。

文献：松谷之義 著「ノルディックウォーキングのススメ」p81 〜 90 2007年　ぎょうせい

　こうした結果からいえることは、「ノルディックウォーキングは"均整の取れた健康的なカラダづくり"に最適なフィットネスである」ということです。

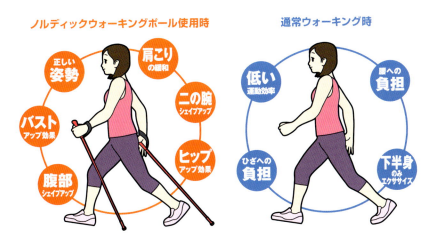

ノルディックウォーキングの運動効果

＊全身の90%の筋肉を使うスポーツである

＊脂肪燃焼効果の高い有酸素運動である

＊通常のウォーキングに比べて、消費カロリーは1.2倍以上（多い人では約1.5倍）

＊ウォーキングやジョギングでは上半身は鍛えられないが、ノルディックウォーキングは可能（＝二の腕や背中の肉がすっきり、バストアップの効果）

＊ポールを使うことで膝や腰への負担を軽減（＝脚に筋肉が付きすぎない）

＊ポールの使い方や歩幅によって運動負荷を変えられる

＊上腕三頭筋が通常歩行の約6倍使われ二の腕プリプリが簡単に取れる

3

若い世代にこそオススメしたい
理由とは？

　私がノルディックウォーキングに興味を持ったきっかけは、私自身が昔から登山が好きで、歩くことに人一倍興味があったことです。学生時代は仲間とともに剱岳、穂高岳で岩登りを楽しみました。また、社会人になってからも、ロッククライミングや、「北アルプス立山連峰〜後立山連峰〜中央アルプス〜南アルプス」の本格的な縦走などを経験してきました。

　ここ数十年メスを置いてから、たくさんの内科疾患の患者さんと医療を通して関わりを持つなかで、生活習慣病予防や介護予防、リハビリテーションの重要性に深く関心を持ち、その啓発や医療現場での実践に取り組むようになりました。

　そんな折、2003年にヘルシンキのカンピリハビリテーションセンターでノルディックウォーキングの存在を知ったのです。

　そして、「これはケガや病気で運動機能の低下した患者さんのリハビリテーションに最適だ」と直感しました。

　リハビリテーション手技には色々ありますが歩行訓練は重要です。ノルディックウォーキングはただ歩くだけより、運動効率や安全性が非常に高いというメリットがあります（ノル

15

ディックウォーキングの運動効果を医学的・科学的に調べた
データは多数あります）。これらのメリットを活かすことで、
日本が抱える深刻な介護や医療費問題に一石を投じることがで
きると確信しました。

　これまでに私は2冊の著書（※注）および講演活動等で、ノル
ディックウォーキングの素晴らしさを紹介してきました。

　その結果ノルディックウォーキングをリハビリテーションの
ツールとして活用するリハビリ施設が増えてきました。また、
一般の人々に対する健康講座等でも取り入れるところが増えて
います。「介護予防、リハビリテーションとしてのノルディッ
クウォーキングの普及」という意味では、とりあえず満足でき
るレベルにまで進んできたのではないかと考えています。

　しかしながら、「生活習慣病予防としてのノルディックウォー
キング」を見たときに、まだまだやり残していることが多いと
感じます。

　介護問題は、つき詰めて考えると「いかにロコモティブシン
ドロームを予防して、健寿命を延ばすか」にたどりつきます。
だいたい40代頃から男女とも、生活習慣病（糖尿病や心筋梗塞、
脳卒中など）、介護を必要とする病気になるリスクが高まりま
す。つまり、早い段階から生活習慣病を意識して予防するこ

16　第1章「ノルディックウォーキング」とは

とが、将来の要支援や要介護の状態になることを予防するのです。

　運動をする習慣のある人は、無い人に比べて生活習慣病をはじめとする様々な病気にかかりにくいことが、すでに多くの医師や学者によって常識化されています。

　だから、すでにリハビリが必要になった人だけでなく、もっと若い世代の人々にノルディックウォーキングを知ってもらい、活用するよう指導しないといけないと考えたのです。それには楽しく続けられて効果の高いノルディックウォーキングが最適です。

　ノルディックウォーキングを生活習慣病予防に役立ててもらい、いつまでも皆さんに健康で生き生きと過ごしてもらうことができれば、この国の未来はずっと明るくなるにちがいありません。そんな思いから、今回、ノルディックウォーキングのダイエットとしての可能性に注目して本を出すことにしました。若い世代には関心の深いダイエット、美しい身体作りは今を楽しみ、未来の生活習慣病予防、介護予防の備えにつながる素晴らしエクササイズなのです。

　ノルディックウォーキングをすることの魅力やメリットは、他にもいろいろあります。仕事でなかなかスポーツをする時間

が取れない人や、なるべくお金をかけずにスポーツを楽しみたい人、トレンドのスポーツをやってみたい人、仲間とスポーツを楽しみたい人などには、きっと喜ばれると思います。

注）
『ノルディックウォーキングのススメ〜メタボも介護もこれで解決！ 北欧生まれの新しいスポーツ〜』平成19年9月7日初版発行／株式会社ぎょうせい
『〜医療からスポーツの現場まで驚きの効果をあげる〜驚異のノルディックウォーキング』平成22年9月20日初版発行／株式会社ぎょうせい

ノルディックウォーキングの魅力

＊難しくなく、誰でも簡単に始められる

＊全身がバランスよく鍛えられ、ボディラインが整う

＊街中でもできるので、忙しい人でも続けられる

＊ポールと靴さえ揃えればОＫで、コスト的に手頃

＊ポールには様々な種類、カラー、デザインがあり、ファッションとして選ぶ楽しさがある

＊ただ歩くだけより、ツールを使って歩く楽しさが味わえる

＊一人でも仲間とでもできる

＊スポーツのトレンドを追いかける楽しさがある

＊膝・腰への負担が軽減され、長くウォーキングを楽しめる

＊自分の体力や目標に合わせて運動強度が変えられる

＊若いうちから始めることで、メタボやロコモなど生活習慣病の予防になる

＊持続可能な健康的なライフスタイルが作れる(ロハス/ＬＯＨＡＳ)

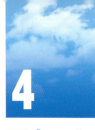

日本でもノルディックウォーキングが
ブームの兆し

　日本でノルディックウォーキングが紹介されたのは、今から20年くらい前のことです。北欧の数社のポールメーカーの主導で一般に広まり、医療の世界では4年前、私が日本ノルディックウォーキング学会を立ち上げたのを期に、急速に広まってきました。

　現在では、様々な場面でノルディックウォーキングが活用されています。

■トレーニングとして

　クロスカントリーのみならず、各種スポーツの選手たちが体力維持・強化のためのトレーニングとして取り入れています。

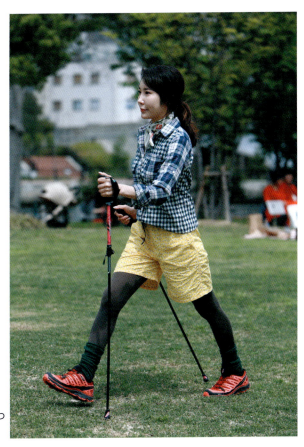

世界で親しまれるNW。日本でもトレンドになっています。

■リハビリテーションとして

　多くのリハビリ施設や老人ホームなどで、高齢者の健康づくりやリハビリテーションに取り入れられています。ポールを支えにすることで、ラクに歩くことができ、転倒予防にも役立っています。

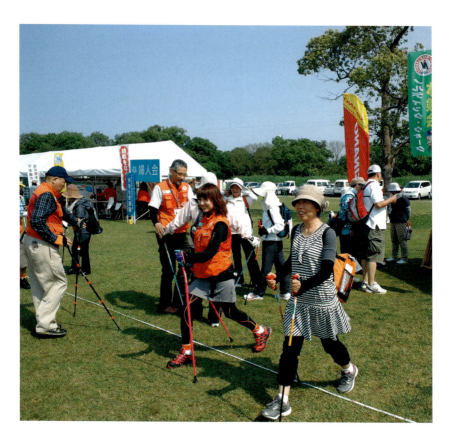

■イベントや講習会

　家族や友達と一緒に参加して、楽しくおしゃべりしながらウォーキングを楽しむ人もいれば、一人で参加し、そこで仲間を見つける人もいます。屋外を歩くことの多いスポーツなので、「気分転換になり、明日からの仕事がまた頑張れる」という声がたくさん聞かれます。

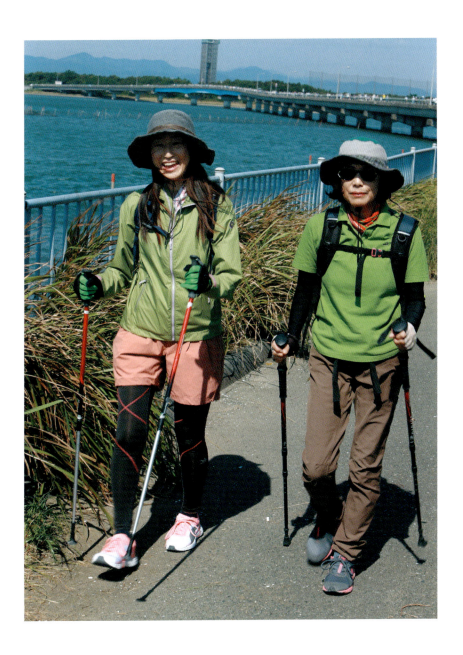

■フィットネス・プログラムとして

　ノルディックウォーキングは、フィットネスクラブやスポーツジムのプログラムとしても今、活用の場が広がっています。私は大阪北東部の枚方市に、「くにみが丘メディカルフィットネス倶楽部」を運営しているのですが、そこでもノルディックウォーキングの講座を設けてあります。会員向けのプログラムも、一般市民の参加が可能な日曜プログラムも大人気となっています。

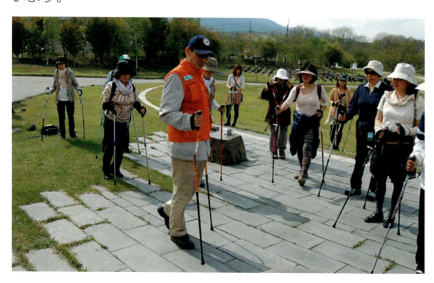

■子どもたちの歩育として

　さらに、子どもの歩育としても活用されています。

今どきの子どもたちは昔に比べて歩くことが減り、脚が弱かったり、すぐに転びやすかったりします。偏平足の子や、骨が弱く骨折しやすい子も増えています。こうした子どもたちの運動能力の低下に対する一助として、ノルディックウォーキングが注目されるようになってきました。

　近年、ノルディックウォーキングを通して子どもたちに歩くことの楽しさや正しい歩き方を教える取り組みをしている保育園や幼児教室などが増えてきています。

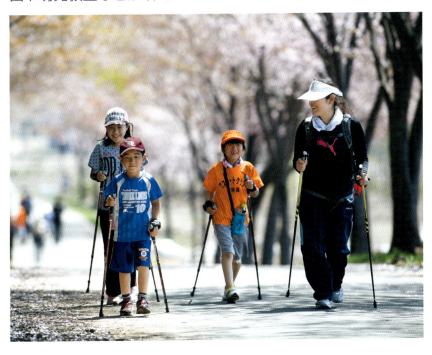

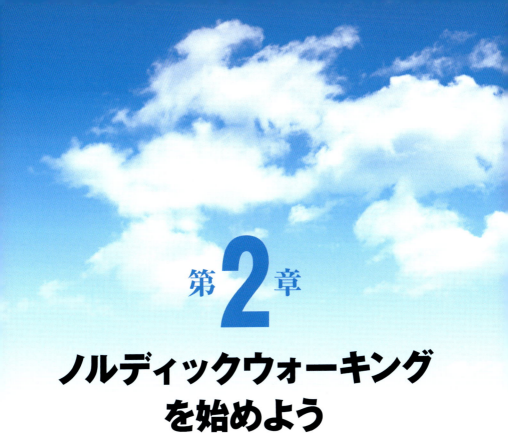

第2章
ノルディックウォーキングを始めよう

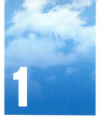

まずは用具を揃えよう

　ノルディックウォーキングは、比較的少ない用具で始められます。かならず必要なのは、ノルディックウォーキング専用ポールとウォーキングシューズです。安全に歩くために、この2つは自分に合ったものを選びましょう。どちらもスポーツ用品店などで手に入ります。

　また、安全に運動するため、自分のカラダの状態を知ることが大切なので、歩行中に計測できる脈拍計を一つ用意してほしいと思います。

■ノルディックウォーキング専用ポール

　ノルディックウォーキング用のポールは、頑丈で軽量なつくりになっています。地面に突いたり、ポールでカラダを押し出したりといった動きに耐えられるようにできています。

　多くのメーカーが販売しており、長さや素材、色、デザインなどは様々あります。素材はアルミやカーボンなどがあって、素材によって重さが変わってきます。

　ポール選びで一番大事なことは、自分に合った長さのポール

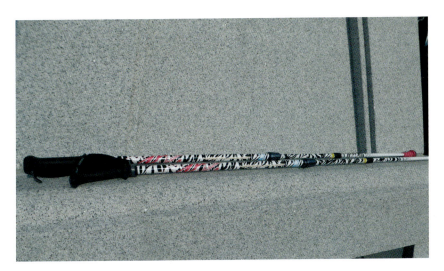

を選ぶことです。ポールの長さは身長×0.67、0.7がいい等色々言われていますが、ずばり「まっすぐ立ってポールのグリップを握ったとき、ヒジが90度に曲がる状態」が一番使いやすく安全な長さでいいと思います。

　長さが調節できるものや、持ち運べるように短く収納できるものもあります。できれば長さが調節できるものを選んだほうが、上り坂は短め、下り坂は長めと歩行の状況に合わせやすいのでおすすめです。

　ポールが長くなるほど使いこなすのが難しいですが、運動効果は高くなります。初心者のうちは短めで、慣れてきたら長めに調整すると良いでしょう。

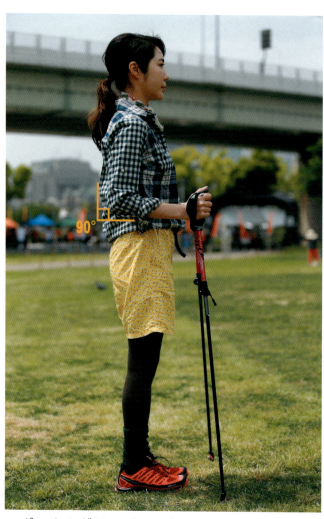

まっすぐ立ってヒジが直角になる長さがベスト

　ポールのグリップは、合成樹脂、ラバー、コルクなどがあります。手に汗をかくこともあるので、滑りにくく吸湿性のある素材のものを選んでください。形状は、握ってみて指がフィッ

トするものです。

　手を通すストラップの形もメーカーによって微妙に差があります。ストラップがなく、手の甲にベルトがあたるようについているタイプもあります。実際にストラップをはめてみて、ポールを後ろに押し出してみた感触を確認し、しっくりくるものを選びましょう。

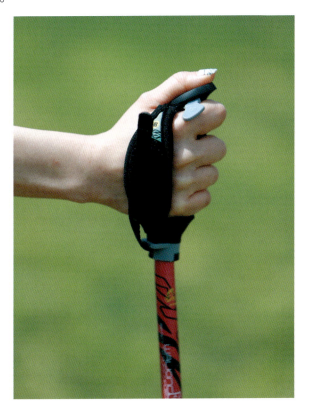

ポールの先端部分（石突き）には、ラバー製のプロテクターが付いています。プロテクターを外すと、金属の尖った先端が現れます。

　柔らかい土の上などを歩くときは、プロテクターなしで尖った先端を突いて歩きます。アスファルトの上などでは地面を傷つけないよう、プロテクターを被せて歩きます。

　ラバー製のプロテクターには、靴の形に似た「シューズ型」のほか、突く向きを気にしなくて良い平らな「フィット型」、地面を強く押し出せる「斜めカット型」、安定感重視の「丸型」などがあります。

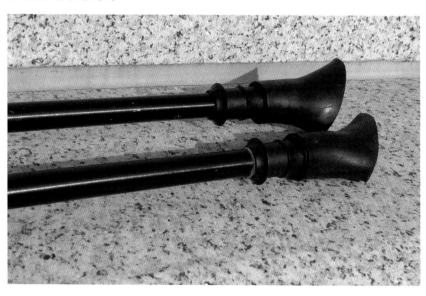

■ウォーキングシューズ

　ウォーキング効果を高め、足関節や膝関節を傷めないために、靴選びも重要です。最近は用途ごとに様々な種類のシューズが売られていますので、かならず「ウォーキング用」のシューズを選んでください。普通のスニーカーでも良いような気がしますが、靴底のクッション性や地面との摩擦、軽さ、安定性、防水性などの面で、やはりウォーキング専用とは差があります。

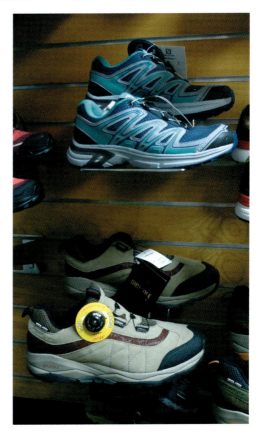

　ノルディックウォーキングでは、通常のウォーキングより大股で素早く歩くことになります。足への負担が大きくなるので、ソールは固くしっかりしたものが良いでしょう。また、踵の衝撃を和らげ、しっかり体重を支

えるために、踵部分はローカットで斜めにカットされたものにするのが安全です。足裏の体重移動がしやすいよう、ソール部分にエアーが入っているものなどもあります。

　シューズをフィッティングするタイミングは、午後にしましょう。午後から夕方にかけて、足はむくんで大きくなることがあるからです。

■脈拍計

　ウォーキングに出るときは、手首や指に脈拍計をはめて行くことを強くお勧めします。

　というのも、腕をいっぱい使うノルディックウォーキングは、ポールを使う腕に力を入れ過ぎることで心臓への負荷が大きくなり、心拍数を増やしてしまうことがあるのです。普段から運動習慣のある人でも気をつけなくてはいけません。

　健康になるための運動で、カラダを壊すことがあってはいけませんから、安全面を十分に考慮して、常に心拍数を計測していただきたいのです。もし脈拍計を装着し忘れたら、自分で心拍数が上がり過ぎていないか、測るようにしてください。

　最近は、歩数をはじめとして、活動量、発汗、脈拍など日常の活動データを連続的に計測してくれる「活動量計」というの

が出回っていますが、必需品とは言えません。

　適正な脈拍数を知るには、「カルボーネン法」という試算法があります。詳しい計算式は62ページにありますので参考にしてみてください。

■その他の用具

　ポールを強く後ろに押し出す際、手のひら側の親指と人差し指の間に力が加わり、豆ができたり皮膚がはがれたりしやすいので、「薄手のグローブ」があると良いかもしれません。

　また、運動中は発汗がさかんになるので、こまめな水分補給が不可欠です。ペットボトルが携帯できるよう、「ペットボトルホルダー」や「ボディバッグ」などがあると便利です。

　それ以外には、ケガや靴擦れをしたときのための消毒液と絆創膏を持って行きます。

　服装は、行き先や季節に合っていて動きやすいものであれば自由です。山に行くならアウトドア用のウェア、街歩きならTシャツにスカート＋サポートタイツなど。場合によってはスーツや革靴でもかまいません。最近はスタイリッシュなウェアや、放熱・吸湿・速乾などの機能性を備えた素材などもいろい

ろと出ているので、おしゃれな服装で快適に運動ができるよう
になりました。

　Anybody Anywhere Anytime で楽しみましょう。

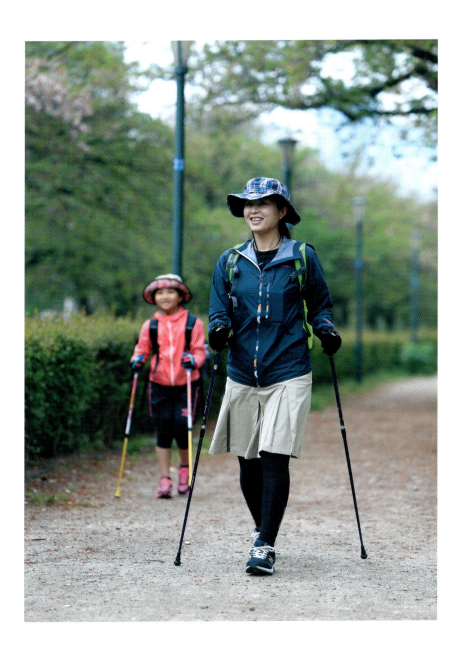

2

歩く動作を確認しよう

　ノルディックウォーキングをする前に、まず基本となる「歩きの動作」を確認しておきましょう。

　歩くときの姿勢や腕の振り方、足の運び方などが正しくないと、思ったような運動効果が上がらないだけでなく、カラダの歪みを大きくしてしまったり、ケガにつながったりするおそれがあります。

　歩くときの動作は次のように進みます。

　まず、前方へ進むために上半身が前方へ移動しようとします。その上半身の動きにつれて、一方の足が前に出て、残った足の踵が持ち上がります。

　残った足のつま先が地面を蹴ると、体重が前に移動します。それと同時に、前に出た足は踵から着地し、つま先に向けて体重移動がなされます。これで一歩です。

　次にまた上半身が前に移動すると、今度はさっきとは反対側の足が前に出ます。これをくり返していくことで、歩みが進んでいきます。

　上半身はカラダのバランスをとり、歩行に弾みを持たせるた

めに、腕は前後に振られます。右足と左腕、左足と右腕がそれぞれ同時に前に出たり、後ろに残ったりします。

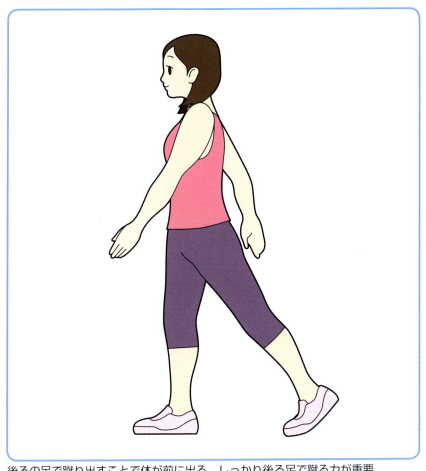

後ろの足で蹴り出すことで体が前に出る。しっかり後ろ足で蹴る力が重要

スムーズな歩行のポイントは、足の裏の体重移動です。踵から着地して、つま先でしっかり蹴り出すことを意識しましょう。強くつま先で地面を蹴ると、反動で足が前に大きく出ます。
　また、腕の動きも大事です。大きく前後に腕を振ることで反動が生まれ、足が大きく前に出やすくなります。

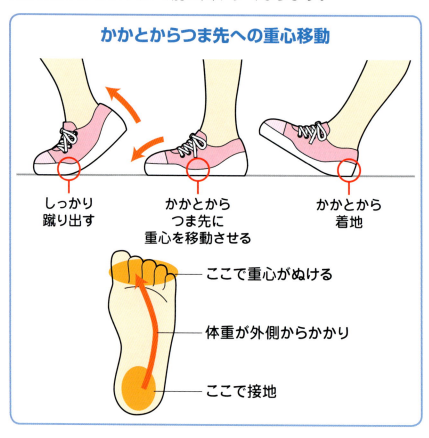

顔は正面を向き、やや顎を引きます。目線は約15メートルほど遠くを見ます。胸を張り、背筋を伸ばし、肩の力は抜いてリラックスして歩きましょう。

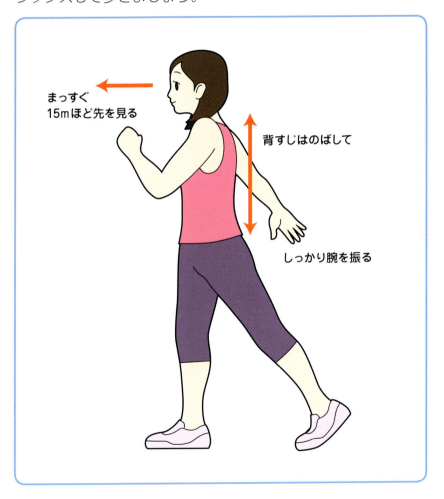

3

ポールの使い方をマスターしよう

■シャフトの長さの調整

　身長に合わせてポールの長さを調整します。基本的には30ページで説明したように、「真っ直ぐ立ってポールを突いた状態で、ヒジが90度になる長さ」です。

　はじめはグリップの位置が臍の高さになるくらいの、やや短め（身長×0.67）かもしれません。慣れてきたら徐々に長く（身長×0.70）していくと運動強度が上がります。

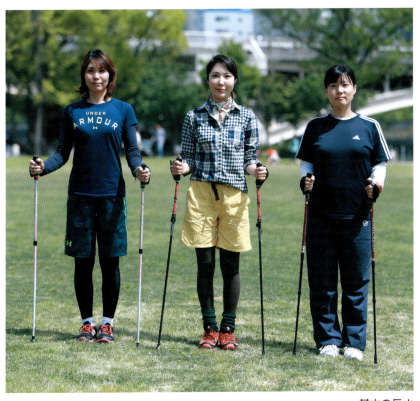

基本の長さ

■ストラップおよびグリップの持ち方

　ストラップがある場合は、手首にしっかりと固定します。

　ストラップはきつく締めすぎると手の血行が悪くなるし、緩すぎると歩行時に擦れて手に傷をつくってしまうことがあるので、適度な位置に固定しましょう。ストラップは手首にかけるものと、手の甲だけにあてるものがあります。

■ポールの接地ポイントを探す

　真っ直ぐに立って肩の力を抜き、両腕をだらりと下げ、ポールのグリップを軽く持ちます。握るというより、人差し指、中指、薬指の3本の第一関節に引っかける感じです。背筋を伸ばして、視線は15メートルほど前を見ましょう。

　姿勢が作れたら、両手を下げたまま振らずに50メートルくらい、ポールを引きずって歩いてみてください。続いて手を軽く振って歩きましょう。

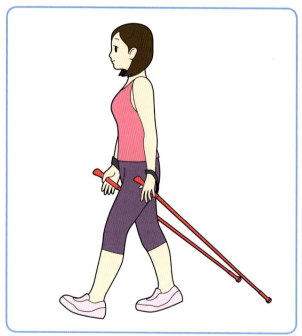

ポールを軽く指にかけまずは「引きずり歩き」

第2章　ノルディックウォーキングを始めよう

続いて、次第に腕を振って歩きます。すると、腕を前に振るときと後ろに振るときとで、ポールの抵抗が違うことを感じるはずです。
　腕を前に振るときは、引きずっているポールに何の抵抗も感じませんが、腕を後ろに振るときは、ポールの先端が地面に引っかかる感じがしませんか？
　この瞬間が大切で、このポイントから力を入れポールを押します。
　そうすると、カラダが前に押し出されるのを感じます。その感覚を確かめながら50メートルくらい歩いてみましょう。

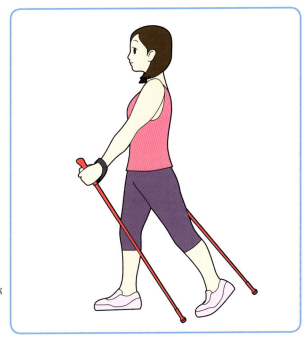

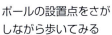
ポールの設置点をさがしながら歩いてみる

■ポールの押し出し方

　では、ポールを引きずるのを止めて、ポールを浮かせて腕の動きに同調させて振ってみます。グリップをしっかり握り、先程の接地ポイントで地面をグッと強めに押してみましょう。

　ポールと地面との角度は斜めになっているので、カラダが前に押し出され、歩幅が広くなります。この動きを連続させ、ポールを着く位置が残った足と出す足の中間あたりにしていくと、スタンダードのノルディックウォーキングになります。

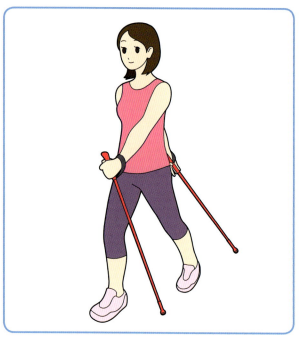

残った足と出す足の中間あたりにポールをつく

4

実際にノルディックウォーキングで歩いてみよう

■基本の歩き方

❶踏み出した足と反対の手で、ポールを軽く地面に突きます。

Point! 肘は軽く曲げて、少しずつ伸ばします。

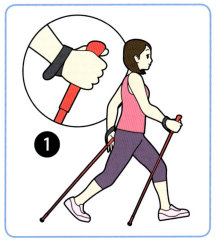

❷カラダを前に移動させると同時に、ポールの角度を変えずに腕を後方へグッと押します。そうして、ポールでカラダを前に押し出します。

❸押し出した側のポールが脇を過ぎたら、握っている手のグリップを緩め、腕を伸ばしますが、特殊な訓練時以外では後ろの人にあたると危険なので、ポールはその先端が

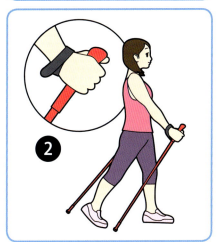

残った足の後方に出ないようにしましょう。

Point! ポールを押し出した後、グリップを緩めるか離さないと体重が前に移動せず歩きづらくなります。

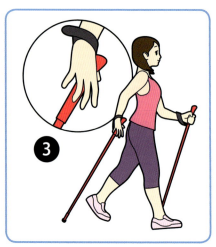

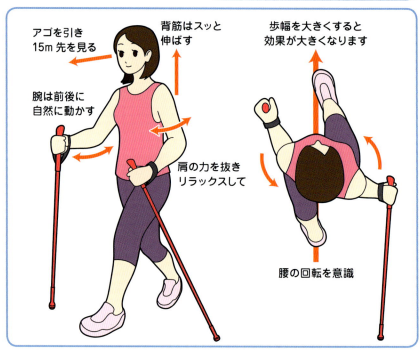

スムーズな歩き方のコツ

＊グリップは、ポールを前に突くスイング時はしっかりと握る。逆に、後方になる手は握っていたグリップを緩めたり、開いて押し離すようにする
＊ポールで地面を突くときは肘を軽く伸ばす。

■上り坂の歩き方

坂の角度にもよりますが、ポールはやや短めに調節します。

上半身を軽く前傾させます。そして、ポールはやや前方、出した足の横の位置を突きます。自然とポールを押す力が強くなり、足が前に出やすくなります。

初心者は緩い坂で練習すると、ポールの使い方を覚えるのに役立ちます。

勾配のきつい坂ではポールを杖のように使って登ると、ラクに登れます。

ただポールに頼って力を入れると心拍数が上がりすぎ心臓に負担となるので注意しましょう。

■下り坂の歩き方

ポールの長さをやや長めに調節します。

下り坂では、歩幅を狭め、軽い前傾姿勢をとって腰を落とし気味にします。

膝への負担を減らすため、杖のように使って歩きます。この場合は、グリップを握ったままで開くことはしません。

急な下り坂になってくると、転倒も予測されます。転倒したときポールが手から離れないとかえって危ないので、あらかじめストラップから手を抜いておきましょう。

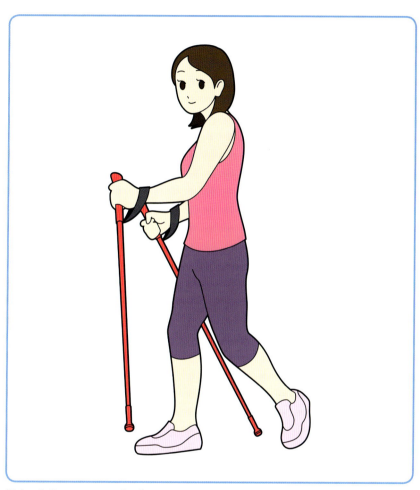

何度でも歩いてみてリズム良くウォーキングできるように練習しましょう

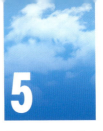

5 目的に応じたノルディックウォーキングの歩き方

　ノルディックウォーキングは、ポールを突く位置や歩幅を変えることで運動の強度を変えることができます。

■「振り出した足の横にポールを突くと負荷が軽く」

　基本の歩き方より歩幅が少し狭くなり、運動負荷が軽くなります。足腰を守りながら歩くという意味で、「ディフェンシブ・ウォーキング」と名付けました。

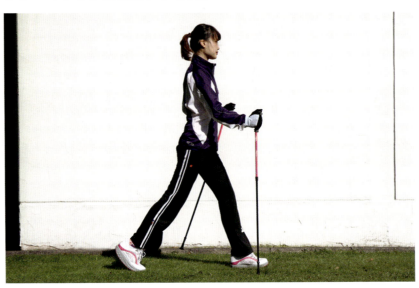

高齢者におすすめで、膝や腰などに不安のある人、体力の弱い人などは、この歩き方をすると安全性が高くウォーキングを楽しめるでしょう。
　感覚的にはポールで身体をささえる感じで歩きます。

■「振り出した足と残った足の中間位置を突くと普通の負荷」

　ディフェンシブとアグレッシブの中間の位置を着くので極めて安定した歩行が無理なくできるので、「スタンダード・ウォーキング」と名付けました。ポールは残った足の横あたりを突き、

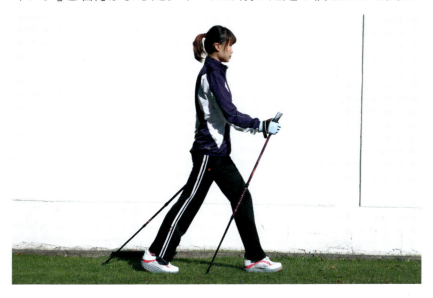

そのポールを押し出すように腕に力を入れます。それにより推進力が加わり身体は前に押し出されスピードがつきます。

■「残った足の横にポールを突くと負荷が重く」

　ポールは残った足の横を突きます。基本の歩き方より歩幅が広くなり、運動負荷が強くなります。より活動的に歩くという意味で、「アグレッシブ・ウォーキング」と名付けました。

　かなり運動負荷が強くなるのでアスリートのトレーニングや特別な目的がある場合の方にのみおすすめの歩き方です。

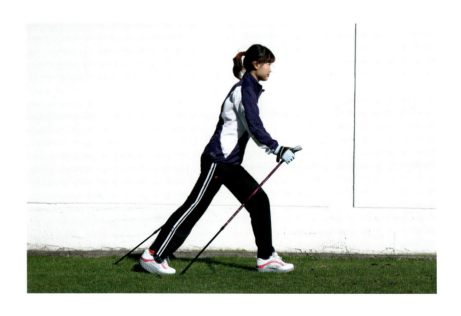

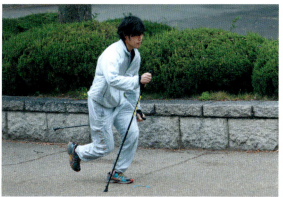

ポール
ランニング

競技スキーのインカレ選手も、夏場のトレーニングにノルディックウォーキングを取り入れる場合もあります。

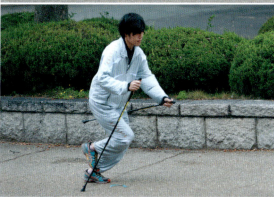

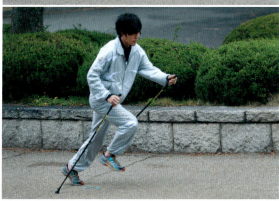

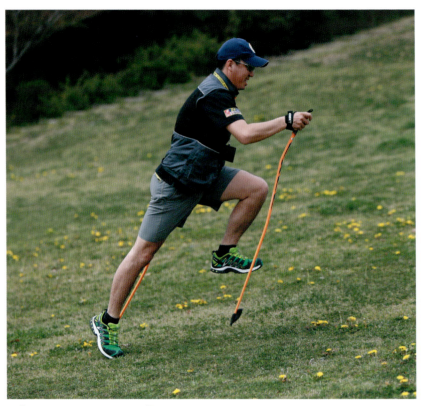

ポールランニング

ポールを使って斜面を一気に駆け上がるクロスカントリーの選手。ノルディックウォーキングは、行う人の体力や技術に合わせて運動強度が変えられるのが魅力のひとつです。

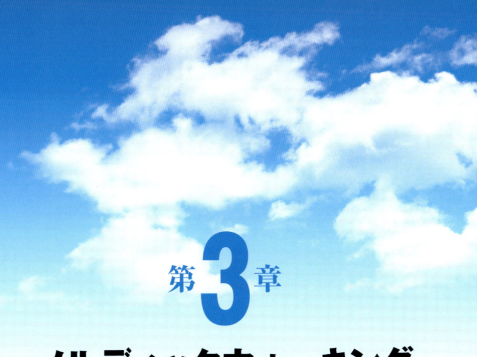

第3章
ノルディックウォーキングで美しくなろう

1

ノルディックウォーキングの
優れたダイエット効果

■全身の90％以上の筋肉がバランス良く鍛えられる

　普通にノルディックウォーキングを楽しむだけで、自然にボディバランスが整い、姿勢が良くなって、引き締まったカラダがつくられるのです。

■消費カロリーが増やせる

　私共の実験で６２Kg男性を400mのグランド４回歩かせたところウォーキング中の酸素摂取量は20ml/Kg/分でした。これに対してノルディックウォーキング中では27ml/Kg /分でした。これを1時間続けたとすると、ウォーキング中280Kcal、ノルディックウォーキング中339Kcalとなったことから、ノルディックウォーキングの方がウォーキングに比べ、エネルギー消費が21％上昇することが分りました。

■足腰を守って運動できる

　ケガや故障が少ないということは、運動を毎日の習慣にしやすいということです。ダイエットは「継続こそ力なり」ですか

ら、長く続けて行くことが大事なのです。

　ダイエットとして、美しいボディラインづくりとして、効率のよい筋肉トレーニングとして、ぜひ毎日の生活に取り入れましょう。

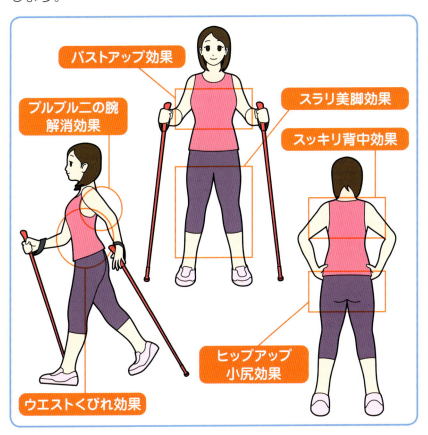

2

安全で効果的なエクササイズのポイント

　ノルディックウォーキングの健康効果・ダイエット効果を最大限に引き出すには、いくつかのポイントがあります。

　ケガなく安全に、そして効率的に脂肪を燃焼し、シェイプアップしたカラダを手に入れましょう。

■1回20 〜 30分間、週3回が目安

　有酸素運動によって体脂肪の燃焼が起こり始めるのは、運動を続けて20 〜 30分からといわれています。初心者の場合は、1回のエクササイズを20 〜 30分間にするのが良いでしょう。上級者になれば、1回30 〜 45分間くらいにします。

　回数は1週間に3回が目安です。人によって体力や体調は様々なので、自分のカラダと相談し、楽しく続けられる時間・回数で行ってください。

■目標心拍数を設定する

『カルボーネン法』を用いると便利です。目標心拍数は次の式から算出します。

> 目標心拍数＝(220−年令−安静時心拍数)×運動強度＋安静時心拍数）

例：年令30歳、1分間の安静時の心拍数が60のケースで

・運動強度50％の目標心拍数とします。

(220−30−60)×0.5＋60＝125

（運動強度は50 ～ 70％で有酸素効果が得られますが、通常は約50％が無難とされています。）

心拍数を時々計測しながら運動しましょう。

■運動の前と後にかならずストレッチを

いきなり運動をするとケガのもとです。運動の前にはストレッチでウォーミングアップをします。運動の後にもストレッチでクールダウンをします。

ストレッチのやり方は、次のページで紹介します。

3

運動の前と後にかならずストレッチ

　安全に運動を行うために、ウォーミングアップはかならずしてください。①～⑤のストレッチで各部の筋肉をほぐしていきます。

　呼吸は止めないで、自然な呼吸をくり返します。

①ふくらはぎとアキレス腱

片方の足を思い切り前に踏み出し、足裏をポールにつけて、腰を落とします。バランス的にやりにくい方は、あいている方の手を壁につくなどして、バランスをとってください。

↓

両手を太ももにあて、さらに腰を沈めます。残っている足の踵をつけたま

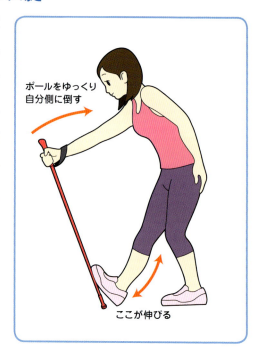

ポールをゆっくり自分側に倒す

ここが伸びる

までアキレス腱、ヒラメ筋を伸ばします。この際弾みはつけないようにします。交互にしましょう。

↓

少しずつ、ゆっくりポールをカラダに引き寄せ、ふくらはぎを伸ばします。

②太ももの前側

真っ直ぐに立ち、片方だけポールを突きます。

↓

顔は前を向き、ポールを支えにしてカラダのバランスを取りながら、ポールを持つ手と反対側の膝を折り曲げます。

↓

空いているほうの手で、曲げた足のつま先をつかみます。

↓

そのまま、ゆっくりつま先をお尻のほうに引き寄せ、太ももの前側を伸ばします。

③太ももの後ろ側、お尻

2本のポールを前に突きます。

↓

両足の太ももをくっつけたまま、片足だけ後ろに一歩引いて膝を曲げます。

↓

前側の足は伸ばした状態で、踵を地面につけ、つま先だけ上げます。

↓

背筋は真っ直ぐにし、上体を前傾させて、太ももの後ろ側やお尻を伸ばします。

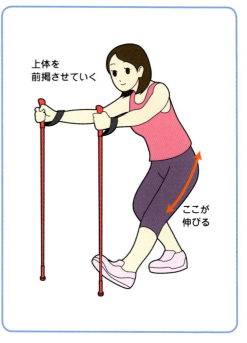

④胸、背中

2本のポールを前につき、両手をグリップの上に置きます。

↓

背中が真っ直ぐに伸びるくらいまで後ろに下がり、ポールとカ

ラダの距離を取ります。
↓
膝を曲げずに、胸を張るようにして胸や背中を伸ばします。

肩、二の腕、おなか

ポールを2本揃えて持ち、背中に回します。
↓
片方の手は頭の後ろでポールの先端を持ちます。もう一方の手は背中の後ろでポールの真ん中あたりを持ちます。
↓
その姿勢を維持して、二の腕やおなかを伸ばします。

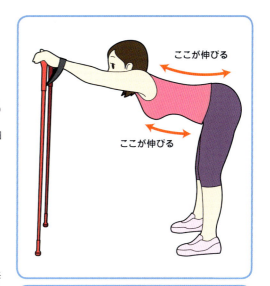

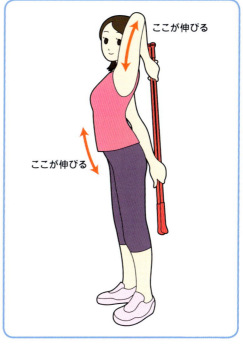

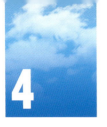

プルプル二の腕の解消

こんな人におすすめ
■ 上腕三頭筋がたるんでいる
■ 肩こり

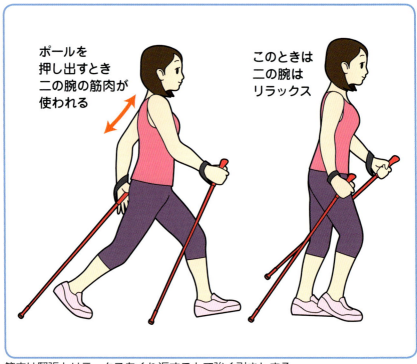

筋肉は緊張とリラックスをくり返すことで強く引きしまる

ポールワークでプッシュ（ポールで地面を押す）のとき、二の腕の力を使います。強くプッシュすればするほど、上腕三頭筋が鍛えられます。
　日常の動作ではあまり二の腕の筋肉を使う場面がありません。そのため、どうしても筋力が弱くなったり脂肪がつきやすかったりするのですが、ノルディックウォーキングなら自然にすっきりとした二の腕が手に入ります。

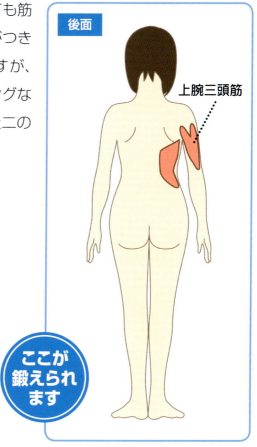

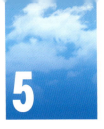

5

形よく張りのあるバストに

こんな人におすすめ
■バストが下がってきた
■フェイスラインのたるみが気になる

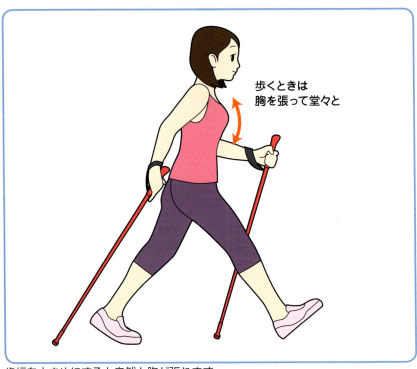

歩くときは胸を張って堂々と

歩幅を大きめにすると自然と胸が張れます

胸を張るような動作をします。このとき、胸の筋肉や首の筋肉がよく使われます。

　これにより、バストアップやデコルテ、フェイスラインの引き締めに効果が期待できます。肺が広がることで、心肺機能の向上にも役立ちます。

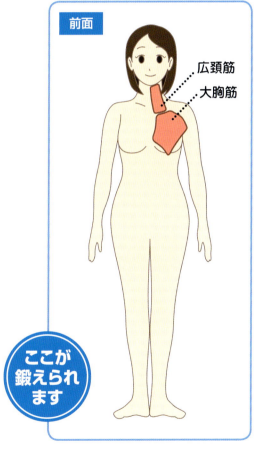

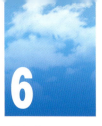

6 背中のムダ肉スッキリ

こんな人におすすめ
- ■ 背中のお肉が気になる
- ■ 猫背
- ■ 肩こり

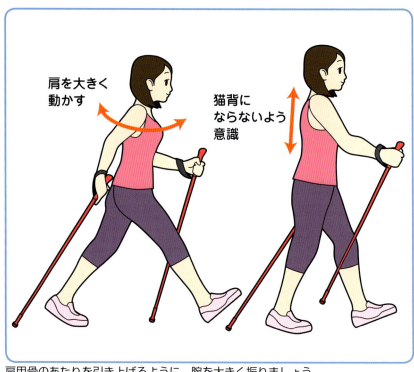

肩甲骨のあたりを引き上げるように。腕を大きく振りましょう

ポールワークで腕を大きく振って歩くときやリリースで胸を張る動作のとき、肩まわりや背中の筋肉がよく使われます。

　背中の筋肉を鍛えることで、背筋が伸びて姿勢が良くなり、背中の無駄な脂肪が落ちて、後ろ姿美人になれます。

　また、グリップを握ったり離したりするグー・パーの動作では、腕から肩、首筋の血行が良くなります。これにより、肩こりが軽減します。

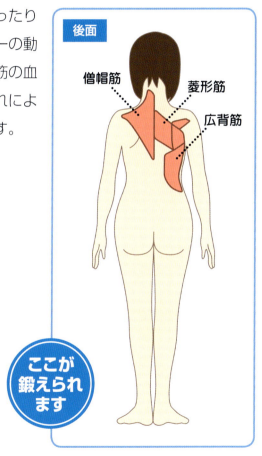

7

ウエストのくびれシェイプ

こんな人におすすめ
- ウエストのくびれが欲しい
- 脇や腰まわりのお肉が気になる
- 下腹を引き締めたい

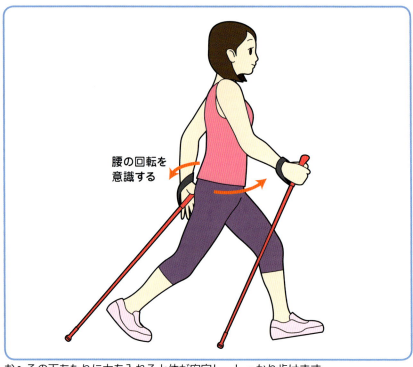

おへその下あたりに力を入れると体が安定し、しっかり歩けます

ポールワークでプッシュの動作のとき、強く押し出せるということはおなかの筋肉もしっかり使っています。また、大きい歩幅で歩くときは、自然と腰を回転させるような運動をしています。

　これにより、脇やおなかの筋肉が鍛えられます。女性らしいウエストの曲線をつくったり、ポッコリおなかを解消したり、便秘を解消したりするのに最適です。

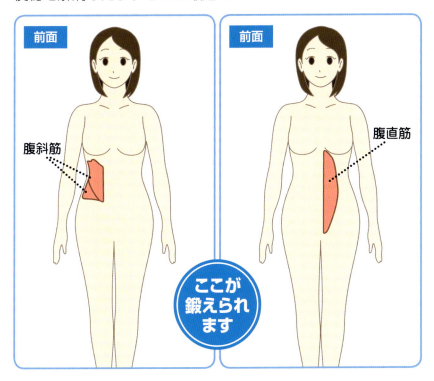

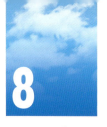

8 ヒップアップ

こんな人におすすめ
- ■ お尻を引き上げたい
- ■ 小尻になりたい
- ■ お尻のかたちを良くしたい

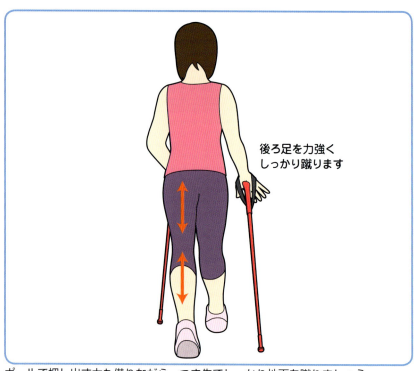

後ろ足を力強く
しっかり蹴ります

ポールで押し出す力も借りながら、つま先でしっかり地面を蹴りましょう

しっかり踵を蹴って大股で歩くとき、お尻から太ももの裏側の筋肉が使われます。小尻やヒップアップには効果的です。

　お尻や太ももの筋肉は大きいので、ここをしっかり使うことでエネルギー消費量が上がり、ダイエットの効率が高まります。

　また、太ももやお尻についたセルライトを取る効果もあります。

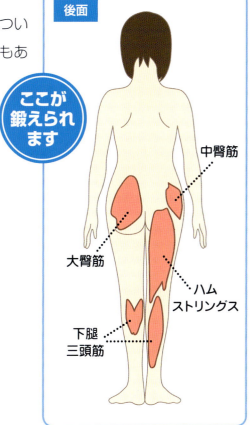

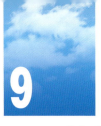

9

すらり健康美脚

こんな人におすすめ
■ 足を細くしたい
■ O脚X脚を矯正したい
■ 足のむくみや冷えを取りたい

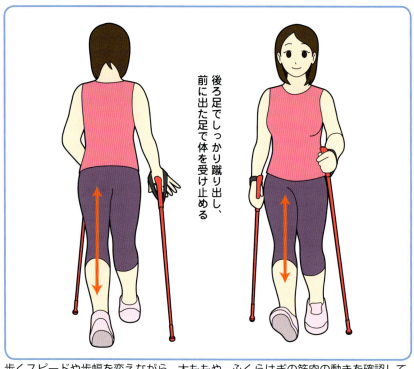

後ろ足でしっかり蹴り出し、前に出た足で体を受け止める

歩くスピードや歩幅を変えながら、太ももや、ふくらはぎの筋肉の動きを確認して。

しっかりつま先で地面を蹴って大股で歩くことで、太ももの表裏やふくらはぎの筋肉が使われます。反面、ポールを使うことで膝への負担は軽減されます。運動量や歩行距離の割には、足の筋肉や膝関節を使い過ぎることなく、適度な筋力アップができます。

　また、ふくらはぎの筋肉を収縮させることで、足に溜まった血液やリンパ液が流れ、むくみや冷えが解消します。

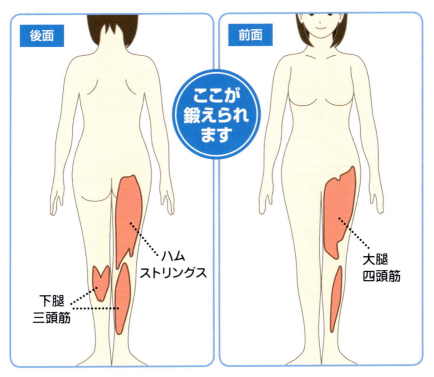

第4章

ノルディックウォーキング
で健康になろう

1 脂肪燃焼でメタボ予防

　内臓のまわりに脂肪がたまるタイプの肥満を、内臓脂肪型肥満といいます。おなかがポッコリ出た体型になりやすいことから、俗に「リンゴ型肥満」と呼ばれたりもします。

　この内臓脂肪型肥満に、高血糖・高血圧・脂質異常症のうち2つ以上を合併すると、「メタボリックシンドローム（メタボ）」になります。メタボの人は、動脈硬化が急速に進行しやすく、心筋梗塞や脳梗塞など心臓血管系の病気になるリスクが上がるといわれています。

　40〜70歳では、男性の2人に1人、女性の5人に1人がメタボだというデータがあります。

　メタボ解消のためには内臓脂肪を減らすことが重要ですが、ポッコリおなかをへこめるために一生懸命腹筋だけをやっても、残念ながらあまり効果は期待できません。

　なぜなら、腹筋運動は無酸素運動で脂肪燃焼効果が高くないからです。激しい割に、思ったほどは脂肪は減っていないのです。

　また、カラダの一部分だけにフォーカスした運動を行っても、そこだけ集中して脂肪が燃えるということはありません。

脂肪が燃えるときは、全身からまんべんなく燃えていくものです。

　腹筋運動がメタボ予防・解消にまったく効果がないというわけではありませんが、効率という点では「低い」といわざるを得ないのです。

　効率よくメタボを予防・解消するには、有酸素運動がやはり最適です。

　全身の筋肉をまんべんなく動かせるノルディックウォーキングが優れた有酸素運動であることは、これまでにもお話してきた通りです。

　全身には400種類の筋肉がありますが、ノルディックウォーキングのようにこれらをバランスよく、しかも自然に動かせる運動プログラムには、なかなか出会うことができません。仮に出会うことができても、特別なスキルが必要だったり、手技の取得に時間がかかったりする場合が多いのです。

　誰でも簡単にできて、すぐにスポーツとしての楽しみが味わえるノルディックウォーキングなら、運動習慣のない人でも運動下手でも大丈夫です。長く続けて行うことで徐々に体脂肪が減っていき、メタボや生活習慣病を遠ざけることができます。

女性が嫌うセルライト(頑固な脂肪の塊)を減らすのにも効果的です。

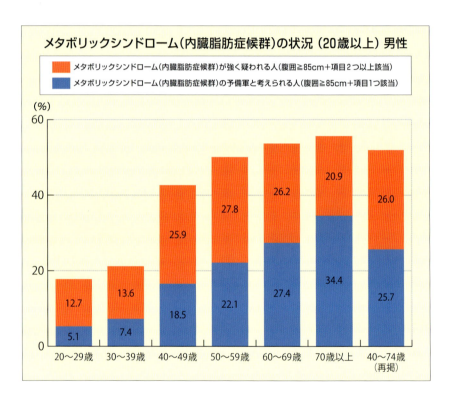

2

しっかり歩いてロコモ予防

筋肉、骨、関節、軟骨、椎間板などの運動器が弱くなったり、うまく機能しなくなったりすると、「立つ」「歩く」といった日常の動作が難しくなります。実は、要介護や寝たきりになる背景には、運動器の機能低下という問題が横たわっています。

運動器の機能が低下し、立ったり歩いたりがスムーズにできない状態のことを「ロコモティブシンドローム」といいます。「片足立ちで靴下がはけない」とか「家の中でつまずいたり滑ったりする」など複数のチェック項目があり、これらの多くが該当するとロコモ度が高いと判断されます（詳しくは、日本整形外科学会の「ロコモチャレンジ」サイトをご覧ください https://locomo-joa.jp/）。

ロコモの人口は、予備軍を含めると約4700万人といわれていて、40歳以上の5人に4人がロコモおよび予備軍と推定されています。

筋力の衰えは50代で自覚する人が多いですが、実際には30歳頃から筋力低下は始まっています。特に下肢の筋力から早く衰えが始まります。

83

女性はもともと筋肉量が少なく、筋力も弱い傾向にあるため、男性以上に注意が必要です。

　骨の衰えは20代から始まります。骨の強度を表す「骨密度」は20代がピークで、50代以降で大きく右肩下がりに落ちていきます。

　女性は閉経後に女性ホルモン（エストロゲン）が分泌されなくなり、それをきっかけに一気に骨密度が低下します。高齢の女性に骨粗鬆症（骨密度が低下して骨がスカスカになる病気）が多いのは、このためです。

　筋肉や骨を若々しく保ち、ロコモを予防するには、やはり運動が大切です。筋肉はもちろん、骨も刺激を与えることで新陳代謝が進み、次第に太く強くなっていきます。

　運動といっても激しい筋トレではなく、適度なハードさの運動がおすすめです。激しい筋トレは筋肉を傷めたり、骨折や関節痛の危険が高く、かえってロコモのリスクを高めてしまう場合があるからです。

　ノルディックウォーキングのように足腰を守りながらできる運動こそ、ロコモ予防には理想的といえるでしょう。

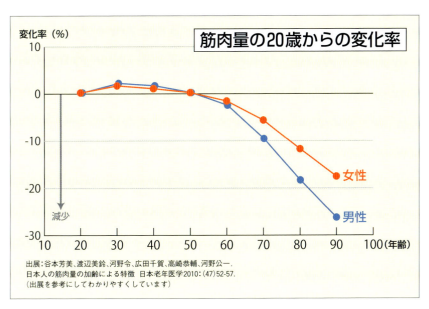

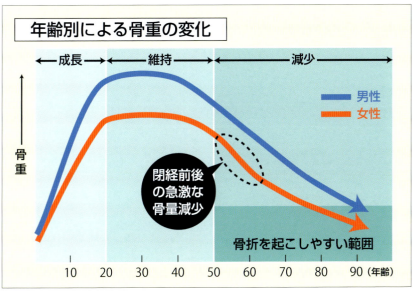

3 外での運動で気分爽快&ストレス解消

　ノルディックウォーキングは屋外で行うスポーツです。街中で人々の生活に触れながら歩いたり、山や海などに出かけて自然に触れながら歩いたりすることで、気分が爽快になり、リフレッシュできます。

　また、一人で集中してトレーニングに没頭することもできれば、複数人で集まってワイワイと楽しみながらもできます。一人になりたい、誰かと交流したいなど、そのときの気分や状況に合わせて、ストレス発散ができるのです。

　なぜ外を歩くと気分がリフレッシュされるかというと、目に入る「景色」が変わるからです。普段、私たちはパソコンやスマートフォンの画面を見詰めたり、見慣れた自宅やオフィスの部屋の中で過ごしたりすることが多いと思います。景色が変わらないということは、思考が変わらないということなので、脳の動きがワンパターン化しやすくなります。

　脳の働きがワンパターン化するとは、早い話が、思考の停滞です。思考が切り替わらないから「心」が切り替わらず、ストレスは溜まっていくばかりになってしまうのです。

「日頃ストレスが溜まりやすい」「うまく気分転換する方法が分からない」という人には、ぜひノルディックウォーキングを試してみてほしいと思います。

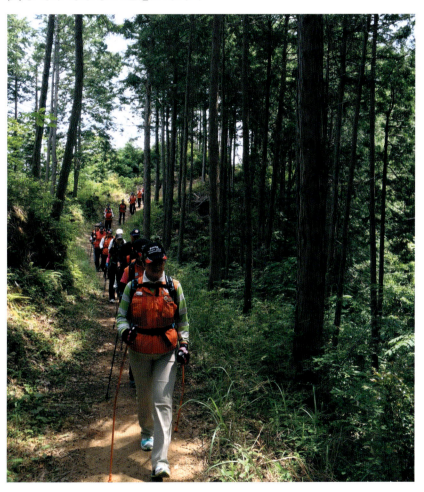

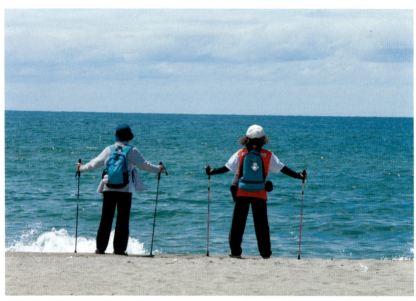

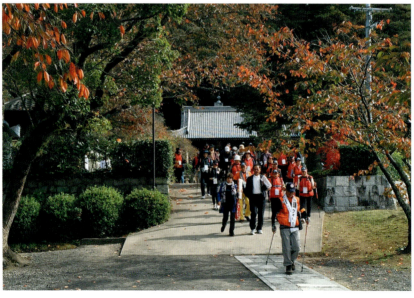

血の巡り促進で未病を改善

　冷え性や首・肩のコリ、頭痛、めまい、むくみ、だるさ、便秘、生理不順、疲れが抜けない、やる気が起きない、もしかしたら鬱病に近いのかも？　など、「わざわざ病院へ行くほどではないけれども結構つらい」という体調不良を抱えている人が、現代人には多くいます。

　このような"病気ではないが慢性的な不調がある状態"を、未病といいます。未病は病気のグレーゾーンです。手当てをせずに放置していると症状が悪化して、いずれ病気になってしまう可能性があります。

　さて、未病というと「原因不明」というイメージがあるかもしれませんが、実は原因の多くは「カラダの巡りの悪さ」にあります。

　たとえば、血液循環が悪くなると、手足まで血が巡らないので冷え性になります。首や肩の筋肉をあまり動かさないと、酸素や栄養が細胞に送られず筋肉が硬くなって、首や肩がこったり、張ったような違和感が出たりします。リンパの循環が悪く、体内の水分の回収がうまくされないと、むくみが出たり、カラダが重だるくなったりします。

つまり、「なんだか体調が悪い」というのは、「カラダの巡り
が悪くなっていますよ。今のうちにケアしてください」という
カラダからのサインなのです。

　ですから、そのサインに気づいたら早めに対処をして、巡り
を改善してあげてください。ノルディックウォーキングは、カ
ラダの巡りを良くする運動としても有効です。

　ノルディックウォーキングをすることで心拍数が上がり、心
臓は強く収縮します。勢いよく押し出された血液は、普段は行
き届きにくい末端の細い血管まで行きわたります。また、心臓
が大きく拡張すると、強い力で全身の血液が心臓に引き戻され
ます。古くなった血液が心臓に回収されることで、次に送り出
される新鮮な血液が全身を巡りやすくなります。

　また、筋肉を使うと、そこを通る血管やリンパ管が筋肉の
動きに合わせて収縮したり拡張したりします。ノルディック
ウォーキングは全身の筋肉を使いますから、全身の血液やリン
パ液の流れが良くなります。しばらく続けていくと、カラダの
調子が上向きに変わっていきます。

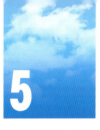

5

元気に歩けば脳も元気に

　しっかり足を使って歩くことは、脳にも良い刺激を与えます。良く歩く人や足が丈夫な人ほど、記憶力や集中力、判断力などが高く、認知症になりにくいという調査報告もあります。

　群馬県中之条町では10数年間をかけて、65歳以上の高齢者5000人を対象に「認知症やがんを予防する歩数」の調査を実施しました。

　そこから見えてきたのは、「歩数が１日平均8000歩以上で、そのうち中強度の活動時間が20分以上含まれると、様々な病気予防に効果がある」ということです。認知症予防にしぼると、「１日平均で5000歩以上、そのうち中強度の活動時間が7.5分以上含まれると効果的である」という数値が明確になりました。

　なぜ歩くと脳に良いかというと、次のようなメカニズムが考えられます。

　まず、下半身には大きな筋肉が多く、全身の筋肉の３分の２が集まっています。下半身をよく使うことで、筋肉のポンプ作用が生まれ、全身の血流が良くなります。すると、脳にも十分な血液が送られるようになり、脳細胞は酸素や栄養がいっぱい

もらえて元気になります。

　また、歩くことで脳の神経細胞が刺激されます。すると、脳細胞の増殖や分化をうながす神経成長因子が増え、脳内のネットワークが良くなります。脳内ネットワークが良くなると神経細胞から神経細胞へ情報（電気信号）の受け渡しが速くなるので、情報処理の能力がアップします。

　頭の回転が良くなれば、バリバリ仕事や勉強をして成果を出したり、すっきりした頭と心で生活を楽しんだりができるようになるでしょう。感情的にも安定しますから、イライラして他人と衝突する場面が減り、人間関係にも良い影響が及びます。

　ノルディックウォーキングは、普通のウォーキング以上にラクに長い時間・距離を歩けます。生き生きと歩いて、自分の能力を維持・開発していってください。

6

体内時計が整って快眠・快食・快便

　日本では、不眠の悩みを持つ人がとても多くいます。

　不眠にも「布団に入ってもなかなか寝付けない（入眠困難）」、「途中で何度も目が覚めて、寝た気がしない（途中覚醒）」、「起きる時間より前に目が覚めて、もう寝れない（早朝覚醒）」などのパターンがありますが、いずれにしても原因の大半は“体内時計の狂い”にあることが多いようです。

　体内時計は25時間周期で回っています。つまり、普通にしていても、１日に１時間ずつずれていくことになります。不規則な生活をしていると、ずれはますます大きくなってしまいます。ですから、毎日体内時計をリセットして、ずれを調整することが大事です。

　体内時計のリセットをしてくれるのが、太陽の光りです。朝、明るい太陽の光を浴びることで体内時計がリセットされ、カラダは活動モードになります。また、目覚めから14〜16時間が経過すると、「睡眠ホルモン」のメラトニンが脳内で分泌され、休息モードになっていきます。休息モードになると、深部体温が低下して眠くなります。

体内時計を正常に動かすために、まず朝起きたらカーテンを開け、朝日を十分に浴びましょう。そして、日中は全身をしっかり使って、運動しましょう。適度にカラダを疲れさせておくと、夜にはメラトニンの作用と疲れが相まって、自然に眠気がやってきます。

　体内時計が整うと、よく眠れるようになるだけではなく、カラダ全体・生活全般の調子が良くなっていきます。
　たとえば、内臓がしっかり働くので、食事が美味しく食べられ、消化・吸収が良くなります。胃腸の動きも活発になり、便秘が改善されます。細胞の新陳代謝が上がるので、美肌や美髪にも効果が出てきます。
　また、体内時計の乱れは、生活習慣病をはじめとする様々な病気のリスクを高めるといわれています。こうしたリスクも減らすことができます。

体内時計の乱れがもたらす心身への悪影響

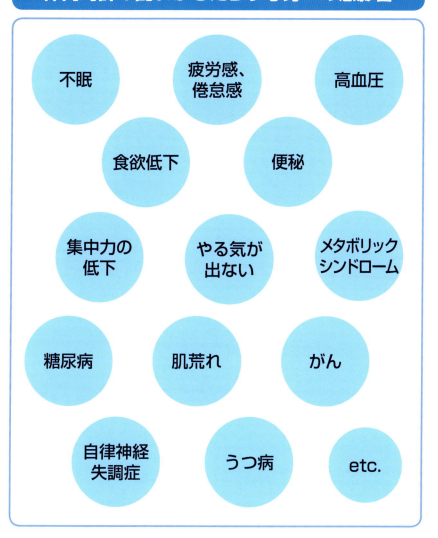

第5章

伸縮ポール（M's ダイエットポール）の ダイエット効果が 証明される

1

新開発の
「M'sダイエットポール」とは

　ノルディックウォーキングは通常のウォーキングに比べて消費カロリーが高く、優れたダイエット運動ですが、使用するポールを「M'sダイエットポール」に変えることで、さらにダイエット効果を高めることができることが判明しました。

　M'sダイエットポールは、"地面を押し出すときにシャフトが縮み、地面から離すと元の長さに戻る"ように作られています。シャフト部分が歩行に合わせて伸縮することで、肩回りや腕の筋肉への負荷が増える一方で、歩行時の腕の円運動がスムーズになり、無理なく長い時間歩けるという特長があります。このM'sダイエットポールは、私とスポーツ用品の製造・販売㈱木崎の木崎秀臣社長とで、ノルディックウォーキングに最適なポールになるように工夫しました。

なぜM'sダイエットポールが優れているのか

　通常のポール歩行の場合、地面にポールを突き、強い力で地面を押して、身体を前に移動させます。このとき、ポールは勢いよく後方に流れます。すると、ポールの先端が後ろの人に当たるなどの危険を伴うことがあります。大きい歩幅でリズムよく歩こうとすれば、それだけ強い力で押し出さなければならず、肩や肘を痛めたり、体力のない人ではすぐに疲れてしまって、運動そのものが長続きしにくい場合もあります。

　それに比べて、M'sダイエットポールは、地面を突くとポールがその人の腕の力に合わせて収縮します。比較的緩い力でもポールが縮むので、腕やヒジの動きが自然で、歩きやすくなります。また、押し出す際はポールが短くなっていますので、後方の人やモノに当たる心配もありません。そして、ポールは地面から離れると勝手に元の長さに戻ります。つまり、より普通のウォーキングに近いかたちで歩けて、しかも運動効果が高まるという、理想のダイエット運動が叶うのです。

　ノルディックウォーキングでもっと運動効率を上げたいという人や、ダイエット目的でノルディックウォーキングをしよう

とする人は、ぜひ使ってみてほしいと思います。

　ちなみに、私の診ている患者さんに、事故で片足を切断し、左右で足の長さが違ってしまった人がいます。通常のポールで歩くときは、身体が大きく左右に揺れ、バランスが取りづらそうでしたが、このM'sダイエットポールを使うようになってから、足の長さの差を感じさせることなく、まっすぐの姿勢で歩いています。左右でポールを突く力を変える（ポールの収縮具合を変える）ことで、うまく足の長さの差を補っているのです。

　身体が揺れなくなったことで全身の筋バランスが良くなり、今まで以上に長く歩けるようになったと喜んでおられます。

　M'sダイエットポールの検証にあたっては、試行錯誤を繰り返しました。最初はシャフトの部分にバネを仕込めば良いのではないかと単純に思ったのですが、それでは強度が保てなかったので、次にシャフトを2分割し、中にピストンを仕込んで、圧力で伸縮するようにすれば良いのではないかとも考えましたが、うまくいきませんでした。シャフトの太さがネックとなって、思ったようなピストンの圧力が生み出せなかったのです。

　最終的にはある特殊な技術・素材・構造によって、スムーズかつ必要十分な伸縮性を持つポールを実現することに成功しま

した。

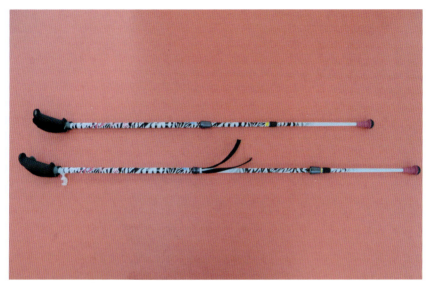

M'sダイエットポールは2016年秋に販売が開始されます。
詳しくは、「全日本ノルディック・ウォーク連盟」まで。

3 M'sダイエットポール利用の効果を実証

　M'sダイエットポールの運動効果を確かめるため、通常のポールとの比較実験をしてみました。

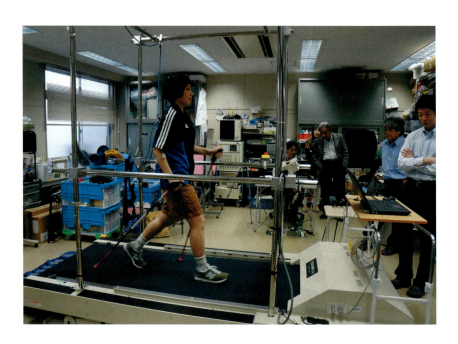

　まず、男女3名(34〜47歳)を対象に、1分間に120回のテンポで、運動強度の高いアグレッシブ様式で歩行をしてもらいました。すると、通常のポールと比べてM'sダイエットポールでは、酸素消費量が5.4%、運動強度(メッツ)が3.6%高くなりました。

被験者にM'Sダイエットポールを使用してみての感想を聞く
と、「通常のポールと比べて、歩くときに上肢の運動が楽でし
た」との回答が2名から得られました。これは、通常のポール
で地面の反動を利用する歩行では上肢はすぐに疲れてしまいま
すが、伸縮性のあるポールだと地面を突いた際に縮むために、
上肢に大きな負荷が生じないことを示しています。M'sダイ
エットポールを用いた歩行は、上肢に楽な運動でありながら酸
素消費量を高めることが期待できることの裏付けです。

　次に、M'sダイエットポールと通常のポールを使って歩いた
場合それぞれの、筋活動量への影響も調べました。実験は、ト
レッドミルというベルト式の走行装置の上を一定速度で歩いて
もらいました。そして、右側の僧帽筋（肩甲骨を挙上・後退）、
広背筋（上腕を内側・後方に引く）、三角筋前部線維（肩甲骨を
屈曲・内旋）、三角筋後部線維（肩甲骨を伸展・外転）、上腕二
頭筋（肘関節を屈曲・回外）、上腕三頭筋（肘関節を伸展）、腕橈
骨筋（前腕の屈曲・回内）、尺側手根屈筋（手の掌屈・尺屈）の8
部位の筋電図を取りました。
　結果は次のページの図に示したとおりです。M'sダイエット
ポールは上腕二頭筋を除くすべての筋活動量を増大させまし

た。この筋活動量の増大が酸素消費量を高めることに繋がっています。

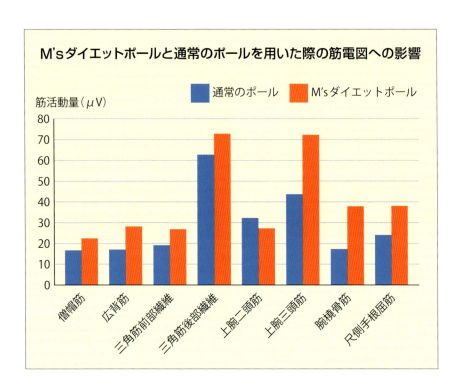

　どうして楽な力で歩けるのに筋活動量が増えるのかというと、M'sダイエットポールはポールが地面に接した後に短くなるため、通常のポールに比べて関節の可動域が大きくなるからです。関節が大きく動くことで、上腕二頭筋を除く体幹と上肢

の筋活動量が増えたのです。特に、ポールの短縮は手首を動かすための筋肉（腕橈骨筋や尺側手根屈筋）の筋活動量を大きくさせる特徴があります。

　筋活動量の増大は酸素消費量の増大につながりますから、M'sダイエットポールを用いたノルディックウォーキングは体幹や上肢の筋活動量を増やし、主観的な強度を上げることなく消費エネルギー量を増大せるという点で、ダイエット効果の期待できるポールと言えます。

おわりに

「Anybody Anywhere Anytime」を合言葉に

　人類が4足歩行から2足歩行になったのは、今から約400万年前と言われています。2足歩行をするようになって、4足歩行時よりも頭がしっかり支えられ、脳が大きくなり、知能が発達しました。さらに、手が使えるようになって、さまざまなモノを持ったり、道具を使って工作もできるようになりました。

　その一方で、膝や腰への負担が大きくなり、足腰を痛めることが増えました。2足歩行は人類にとって良いことも多いですが、同時にデメリットももたらしたわけです。

　その点でいえば、2本のポールを使って歩くノルディックウォーキングは4足歩行です。ヒザや腰を守りながら、歩くことができます。安全に健康づくりができる、とても優れた運動です。

　ノルディックウォーキングというと、郊外に出かけウェアだの、シューズだの、とにかく装備が気になります。しかし、たまには気楽にエンジョイしてみるのもいいのではないでしょう

か。言ってみれば、2本のポールさえあれば、どこでも、どんな格好でもできます。しかしスポーツとして本格的に体づくりを考えたり、よりケガなく安全にするには専用のウェアやシューズを揃えてほしいですが、何よりもまずはやってみて、その楽しさを体感してみてください。

　天気のよい日に短時間、銀座の街中をパンプスやビジネスシューズで歩いたっていいのです。ファッションアイテムとしてのノルディックウォーキングも大いに楽しんでいただければと思います。「Anybody Anywhere Anytime」で行きましょう！

　ノルディックウォーキングでしっかり歩いて、健康で美しい体を手に入れてください。

　本書を出版するにあたりご協力いただいた、医療法人松徳会老健ふじさかリハビリテーション部門神保優子・松井孝文・杉田友也諸氏に深甚より感謝いたします。

Profile

松谷之義（まつたに ゆきよし）

略歴
昭和45年3月31日　京都大学医学部医学科専門課程卒業
昭和47年6月1日　京都大学胸部疾患研究所付属病院胸部外科医員
昭和49年4月1日　国家公務員共済組合連合会長尾病院胸部外科医長
昭和53年4月1日　同診療部長拝命
昭和56年12月6日　国家公務員共済組合連合会長尾病院退職
昭和56年12月7日　枚方市津田西町1-29-8に松谷医院開設
平成7年7月14日　医療法人松徳会　松谷病院設立、理事長に就任
現在に至る

免許資格
京都大学医学博士学位
日本呼吸器学会専門医
日本医師会認定産業医
日本医師会認定健康スポーツ医
大阪府医師会認知症サポート医

所属学会
日本外科学会
日本呼吸器学会
日本内科学会

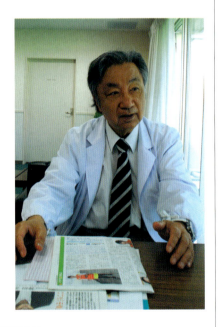

役員・委員
日本ノルディックウォーキング学会　会長
日本慢性期医療協会　副会長
日本病院会　理事
大阪府私立病院協同組合　理事長
大阪府病院協会　常任理事
大阪府私立病院協会　常任理事
大阪府慢性期医療協会　会長
大阪府医師会　高齢者福祉委員会　副委員長
おおさか抑制のない高齢者ケア研究会　会長
社団法人全日本ノルディック・ウォーク連盟　学術委員長

著書
「医師がすすめる介護予防～健康寿命をのばそう～」新元社
「ノルディックウォーキングのススメ」ぎょうせい
「驚異のノルディックウォーキング」ぎょうせい
「看護師特定行為研修テキスト」メディス　分担執筆
「総合臨床医テキスト」中央法規出版　分担執筆

Profile

中谷敏昭（なかたに としあき）

天理大学体育学部　体育学科主任　教授　博士（医学）
1964年生まれ

1990年　筑波大学大学院体育研究科修了
1992年　天理大学体育学部助手
1993年　同大学　講師
1998年　同大学　助教授
2005年　同大学　教授　（現在に至る）
2003年　奈良県立医科大学より学位取得　博士（医学）

専門分野
体育測定評価学
体力トレーニング論
運動生理学
バドミントン

所属学会
日本ノルディック・ウォーク学会（副会長）
日本体育測定評価学会（常任理事）
日本体育学会（評議員）
日本体力医学会（評議員）
日本運動生理学会（評議員）
他

受賞
平成15年度日本体育学会賞
平成22年度日本体育測定評価学会賞

Dr.松谷が教える
「ノルディックウォーキング」でダイエット

2016 年 9 月 23 日第 1 刷発行

著者 ……………… 松谷之義　中谷敏昭

デザイン ……………… 松本圭司

発行者 ……………… 羽田直仁

発行 ……………… みずほ出版新社 株式会社

〒365 - 0068
埼玉県鴻巣市愛の町412
TEL 048(577)3750FAX 048(577)3752

発売 ……………… 株式会社 日興企画

〒104 - 0045
東京都中央区築地 2 - 2 - 7日興企画ビル
TEL 03(3543)1050FAX 03(3543)1288

印刷·製本 ……………… 藤原印刷株式会社

定価はカバーに表示してあります。
乱丁本、落丁本はお取りかえします。

ISBN978-4-88877-924-1　C0095